DE L'ECZÉMA

ET DU PSORIASIS

TRAITÉS PAR

LES EAUX D'URIAGE

PAR LE

Docteur A. NIEPCE, Fils

*Médecin aux Eaux d'Uriage, membre de la Société des Sciences
et Lettres de Cannes et de Nice, membre de la Société d'Hydrologie
Médicale de Paris, etc.*

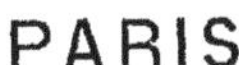

PARIS

GEORGES MASSON, ÉDITEUR.

Place de l'École de Médecine.

—

1875.

DE

L'ECZÉMA ET DU PSORIASIS

TRAITÉS PAR

LES EAUX D'URIAGE.

DE L'ECZÉMA

ET DU PSORIASIS

TRAITÉS PAR

LES EAUX D'URIAGE

PAR LE

Docteur A. NIEPCE, Fils

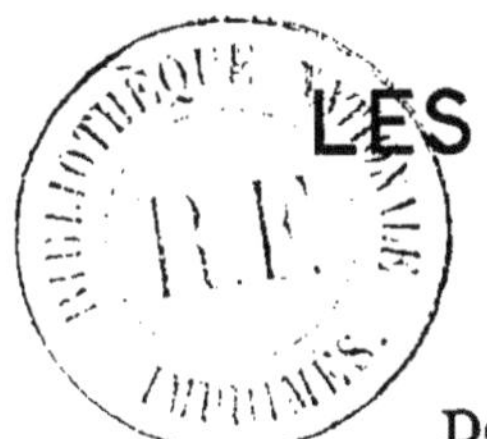

Médecin aux Eaux d'Uriage, membre de la Société des Sciences et Lettres de Cannes et de Nice, membre de la Société d'Hydrologie Médicale de Paris, etc.

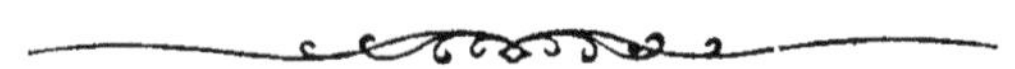

PARIS

GEORGES MASSON, ÉDITEUR.

Place de l'École de Médecine.

—

1875.

OUVRAGES DU MÊME AUTEUR:

CONSIDÉRATIONS SUR LE GOÎTRE ET LE CRÉTINISME. — Paris, — 1871.

URIAGE ET SES EAUX. — Nice, — 1873.

CONDITIONS MÉTÉOROLOGIQUES DU CLIMAT DE CANNES ET DE NICE. — Nice, 1875.

DE L'ECZÉMA ET DU PSORIASIS, TRAITÉS PAR LES EAUX D'URIAGE. — Nice, 1875.

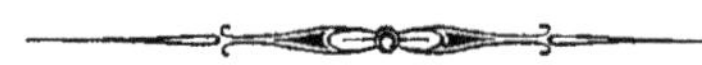

NICE, 1875. — Imprimerie Caisson et Mignon, place St-Dominique, 1.

DE

L'ECZÉMA ET DU PSORIASIS

TRAITÉS PAR LES

EAUX D'URIAGE.

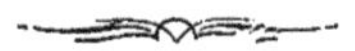

Parmi les affections cutanées que nous observons à Uriage, l'eczéma et le psoriasis présentent un vaste champ d'expérience. Ces maladies très-répandues, payent chaque année leur tribut à nos eaux minérales ; peu graves en elles-mêmes, et presque toujours compatibles avec un état de santé relativement satisfaisant, elles ont cependant une très-grande tendance à s'éterniser à l'état chronique, et déjouent souvent par leur ténacité l'expérience du médecin, qui a épuisé, pour ainsi dire, contre elles tout l'arsenal thérapeutique. Mais si ces maladies sont si rebelles, ne devons-nous pas nous empresser de reconnaître que la plupart du temps elles sont l'expression d'un état morbide général particulier, nous voulons dire d'une diathèse. La diathèse: telle est la cause principale de ces maladies cutanées, et dès lors il est facile de comprendre combien le médecin, armé des seules ressources pharmacologiques, demeure impuissant. C'est alors que l'usage de certaines eaux minérales est couronné du plus grand succès, en provoquant une guérison aussi rapide qu'assurée.

Le choix de ces eaux minérales doit donc être sagement déterminé; et c'est là la pierre d'achoppement. Il faut avoir étudié les antécédents du malade, être fixé sur sa constitution, son tempérament, en un mot le connaître tout entier: toutes choses fort difficiles et très-longues à acquérir. Si toutes ces données du problème étaient connues, si, d'autre part, l'action thérapeutique des eaux minérales nous était encore moins cachée, nul doute que bien des affections cutanées d'une chronicité désespérante jusqu'à présent, guériraient par ces moyens.

L'expérience et la pratique que nous avons acquises par quelques années de résidence à Uriage, nous sont une preuve de ce que nous avançons.

Les eaux d'Uriage chlorurées sodiques et sulfureuses, réussissent admirablement contre certaines affections cutanées passées à l'état subaigu ou chronique, et si elles ne sont pas suivies de succès dans tous les cas, c'est que toutes ne sont point l'expression d'une seule et même diathèse.

La source d'Uriage, dit le docteur V. Gerdy, dans ses études sur les eaux minérales d'Uriage, est particulièrement renommée pour le traitement des maladies de la peau, contre lesquelles elle obtient souvent de très-brillants succès ; aussi est-ce là une des premières et principales causes de sa réputation. Ce n'est pas à dire pourtant que l'emploi de cette eau soit également favorable à tous les individus atteints de ces maladies. Il y a des circonstances que l'on est loin de pouvoir toujours apprécier, et par suite desquelles cette médication, dans certains cas, est impuissante ; il y a des altérations très-opiniâtres, et contre lesquelles toute espèce de traitement échoue.

Ce sont précisément ces affections dont la cause intime latente échappe à la sagacité du médecin, qui ont pour origine une prédisposition individuelle non justiciable de ces eaux, et qui sont suivies d'insuccès. La véritable cause, la diathèse a été méconnue. Gerdy s'empresse d'en démontrer l'influence, et il ajoute plus loin : « On s'étonnera peut-être de me voir émettre cette opinion que l'eau d'Uriage convient en général, contre toutes les maladies spéciales de la peau. Il y a, en effet, dans cet ordre d'affections, tant de formes différentes, tant de degrés divers d'irritation et d'inflammation, qu'il semble, au premier abord, difficile de concevoir qu'à toutes ces formes puisse-être appliquée une médication analogue. On le concevra cependant si l'on remarque que toutes ces affections, c'est-à-dire toutes les maladies de la peau qui ne sont ni un symptôme seulement, ni une simple lésion accidentelle et passagère, que toutes celles-là, quoique fort différentes par leurs formes élémentaires ou anatomiques, empruntent de leur siège un génie analogue, et, jusqu'à un certain point, un même caractère spécifique ; qu'elles se compliquent fréquemment, et se remplacent ou se transforment les unes dans les autres ; que souvent elles se transmettent par l'hérédité, soit sous la même forme, soit sous des formes diverses; et qu'ainsi la présence d'un de ces états morbides est l'indice d'une disposition anormale du tégument, disposition sous l'influence de laquelle, et en raison des circonstances accessoires, se développe telle ou telle altération cutanée. Or, ces affections provenant ainsi d'une prédisposition analogue ou identique, d'un principe commun en quelque sorte, il est donc rationnel de combattre leur génie spécial par une médication spéciale aussi, tout en modifiant l'administration du remède, suivant les modifications de l'excitation du derme... »

Nous ne nous étendrons pas davantage sur la démonstration de cette diathèse. Il serait superflu de prouver une fois de plus la corrélation intime d'affections viscerales, telles qu'affections utérines, inflammations des bronches avec les maladies cutanées. La structure, les fonctions de l'épithélium qui revêt le tégument externe, leur analogie avec celles des muqueuses, l'équilibre constant qui existe entre les muqueuses et la peau nous en fournissent la preuve. Elles se suppléent l'une à l'autre d'une façon si providentielle que si quelque trouble survient dans l'accomplissement de l'une d'entre elles, immédiatement l'autre redouble d'activité pour rétablir l'équilibre un instant rompu. Évidemment ces lésions sont provoquées par une seule et même cause : la diathèse herpétique. Nous voyons chaque jour aux Eaux des sujets atteints d'eczéma, de psoriasis, survenus spontanément et sans cause connue: ces affections cutanées, outre qu'elles présentent une résistance considérable aux agents modificateurs topiques, sont liées étroitement à d'autres processus morbides siégeant sur d'autres parties du corps, et dont rien ne saurait expliquer l'origine et la persistance ; ces lésions subissent les mêmes phases que l'affection cutanée, s'exaspérant avec elles, s'amendant sous les mêmes influences hygiéniques ou thérapeutiques ; de ce nombre sont: la pharyngite granuleuse, la bronchite, le coryza, la conjonctivite, etc.

Mais il est un autre ordre de phénomènes plus graves encore: il nous arrive fréquemment d'observer des malades qui ont vu tout-à-coup et comme par enchantement disparaître une affection fort ancienne. En même temps survient une maladie viscérale plus ou moins grave. Comment nier dans ce cas l'action cachée d'une cause générale qui tient sous sa dépendance l'organisme tout entier? La preuve que l'affection viscérale deutéropathique est la conséquence de la diathèse, c'est qu'il suffit de provoquer une révulsion énergique sur les parties du tégument externe déjà malades, pour voir s'amender l'affection interne. De là deux sources d'indications : combattre l'affection locale par une médication topique appropriée, et modifier les conditions générales de l'organisme. Les eaux minérales seules offrent une véritable ressource contre ces affections ; c'est ainsi qu'à Uriage les affections de la peau, quelles que soient à peu près leur nature et leur cause sont améliorées ou guéries. Comment agissent les eaux d'Uriage dans les dermatoses ? Est-ce par leur principe sulfureux ? Est-ce par leur chlorure de sodium ? Est-ce enfin par la réunion de ces deux éléments ?

V. Gerdy explique cette action par la composition chimique de l'eau d'Uriage qui réunit les propriétés des eaux sulfureuses et celles de l'eau de mer. Les lotions avec l'eau de la mer, ou de l'eau salée ont une influence régressive ou résolutive assez prononcée sur beaucoup d'irritations de la peau. Les lotions d'eau sulfureuse aussi calment souvent les éruptions cutanées. Il n'est donc pas étonnant qu'une eau à la fois sulfureuse et salée agisse sous ce rapport d'une manière énergique. Les bains sulfureux modifient toute l'enveloppe cutanée par le soufre qu'ils y déposent et l'organisme tout entier par l'absorption à laquelle ils donnent lieu, et de là vient l'excitation générale qui se traduit souvent d'abord par un accroissement de l'irritation extérieure. L'action prolongée de leur température contribue à ce résultat.

Ainsi, les bains d'eaux simplement sulfureuses produisent, au début du traitement, une vive excitation de la peau, qui est parfois utile dans les affections où le caractère chronique est très-prononcé, mais qui se traduit, dans les affections à forme aiguë, par des irritations quelquefois excessivement fortes. Les bains de mer, au contraire, répriment d'une manière trop énergique et trop rapide certaines irritations existantes, dont ils ne peuvent, dans beaucoup de cas, faire disparaître les causes, et par cela même, laissent redouter des accidents ultérieurs. Les bains d'Uriage, qui réunissent, à un degré modéré, les principes actifs des uns et des autres, ne donnent lieu ni aux irritations vives que produisent les premiers, ni aux phénomènes de répercussion que l'on aurait à redouter de l'action des seconds.

Le docteur Rotureau, à propos des eaux d'Uriage, s'exprime ainsi : les sulfureux, tout le monde le sait, sont, pour ainsi dire, les spécifiques des affections cutanées, et les eaux d'Uriage doivent agir, en général, comme eaux sulfureuses, dans les maladies herpétiques, toutes les fois qu'il est besoin seulement de combattre l'état local ; mais lorsque le médecin a affaire à une manifestation de la peau subordonnée à une diathèse, et qui est évidemment sous la dépendance d'une constitution lymphatique ou scrofuleuse, la minéralisation spéciale des eaux d'Uriage prouve qu'elles agissent aussi comme chlorurées. Enfin dans les affections diathésiques de la peau avec lésions considérables de ce tégument, c'est au double titre de sulfureuses et de chlorurées qu'elles agissent.

Il n'entre point dans le cadre de ce modeste opuscule de traiter les affections liées au lymphatisme et à la scrofule, et contre lesquelles les eaux d'Uriage jouissent d'une efficacité merveilleuse. Les adénites, l'anémie, etc., nous donnent chaque année un nombreux contingent. Nous nous bornerons dans ce travail à faire ressortir les propriétés curatives d'Uriage dans l'eczéma et le psoriasis. De ces deux affections, l'eczéma est surtout la plus répandue, et on peut le dire, se guérit presque infailliblement à Uriage. Le psoriasis, quoique plus rebelle, nous offre cependant de nombreux cas de guérison, grâce à une médication balnéaire énergique dont le succès a couronné notre expérience.

Mais auparavant qu'on nous permette quelques mots sur l'étiologie des affections cutanées.

Les dermatoses ne sont, la plupart du temps, que l'expression symptômatique de l'herpétisme. Avec cette diathèse elles se transmettent d'une génération à l'autre, et sont héréditaires. La diathèse herpétique, du reste, n'est pas la seule qui puisse donner naissance aux maladies de la peau, et en particulier, à l'eczéma. La clinique, d'accord avec un grand nombre d'auteurs admet l'influence d'une autre diathèse, qu'on a appelée diathèse arthritique. Sans vouloir entrer dans la lice, et nous mêler à la controverse qui sépare encore les auteurs à ce sujet, nous ne pouvons nous empêcher de reconnaître que bien des affections cutanées ne puisent pas leur origine dans la diathèse herpétique pure et simple. Il est des sujets dont les ascendants n'ont offert que des affections rhumatismales avec manifestations articulaires, névralgiques, cardiaques, et chez lesquels des éruptions cutanées alternent pour ainsi dire régulièrement avec des poussées inflammatoires rhumatismales, et même coïncident avec elles. Le docteur Bazin qui s'est fait le champion de cette doctrine, nous semble donc avoir raison dans bien des cas. Mais, là, comme ailleurs, il ne faut pas être exclusif.

Un troisième ordre de causes réside dans la *Syphilis*. Tous les jours nous voyons des malades atteints d'éruptions liées à une syphilis constitutionnelle. En interrogeant d'une manière précise et catégorique ces malades, il arrive bien souvent de retrouver la cause de l'affection dans une syphilis constitutionnelle qu'à présentée l'un des ascendants. Plus de doute alors que ce vice originel ait été transmis, comme un véritable apanage.

Outre ce premier genre de causes que nous pourrions appeler diathésiques, nous devons aussi reconnaître, que les affections de la peau apparaissent souvent comme manifestation deuthéropathique ou secondaire d'une maladie générale. Elles sont alors liées à l'altération d'un organe interne, à quelque processus physiologique normal (menstruation), ou à certains troubles fonctionnels (ictère, hépatite, etc.); ces diverses dermatoses, tout en devant leur naissance à une altération de la constitution ou à d'autres causes, sont cependant, dans d'autres cas, entretenues par des conditions générales de l'organisme, par des dyscrasies temporaires ou permanentes (telles que la scrofule, la chlorose.)

Enfin les dermatoses peuvent succéder à des causes purement locales et externes. Telles sont les différentes éruptions qui se montrent à la suite des applications des corps irritants, ou vésicants, emplâtre thapsia, térébenthine, cantharides, huile de croton, tartre stibié, garou, etc., et les enphorbiacées, en général. L'eczéma, se fait remarquer aussi souvent chez les personnes qui manient des substances irritantes, comme chez les épiciers. Dans ces derniers temps on a même attiré l'attention des médecins sur une éruption eczémateuse qui succéderait à l'usage de frictions faites avec la teinture d'arnica.

Enfin les affections de la peau parasitaires forment encore une classe de dermatoses, mais qui ne sont nullement justiciables des eaux minérales. Les modificateurs locaux, les agents topiques seuls sont indiqués dans ce dernier cas.

Ces données générales étant posées, il nous reste à les appliquer à deux des maladies les plus communes à Uriage, l'eczéma et le psoriasis.

DE L'ECZÉMA.

L'eczéma est une affection vésiculeuse de la peau, elle est caractérisée par de petites éminences ou *vésicules* qui se forment à la surface de la peau, et qui contiennent un liquide incolore, opalin, quelquefois un peu jaunâtre; leur volume varie depuis celui d'une tête d'épingle jusqu'à celui d'un grain de millet. Au bout de peu de temps, ces vésicules se rompent, et laissent écouler le liquide qu'elles contenaient, sous forme de suintement. Comme à mesure que ces vésicules se rompent, il s'en forme d'autres à côté, on donnait autrefois à cette maladie le nom de *dartre squameuse humide*. Voici ce que l'on observe alors : la peau est rouge, tendue, chaude, très-prurigineuse, couverte de vésicules, avec un suintement plus ou moins abondant qui se concrète sous forme de croûtes légères, jaunâtres, et la plupart du temps mêlées de sang épanché provenant du grattage effréné auquel se livrent les pauvres malades dans l'espoir de diminuer leurs démangeaisons intolérables. Les fonctions organiques, du reste s'accomplissent régulièrement, si ce n'est au début, où l'on observe souvent de la fièvre, de l'embarras gastrique. C'est à l'époque où les accidents aigus ont diminué, que nous arrivent les malades atteints de ces affections. C'est en effet, le moment où l'indication des eaux minérales est précise, et où doit être conseillé leur usage. Les médecins savent bien ce précepte hydrologique que les eaux minérales ne doivent jamais être prescrites que dans l'état chronique ou subaigu. Nous dirons plus : c'est un axiôme qu'on ne saurait méconnaître, sans faire courir au malade, si ce n'est un danger, du moins la chance d'un insuccès.

La double composition de l'eau d'Uriage, ainsi que nous l'avons dit plus haut, explique son action sur l'eczéma. D'une part, le principe sulfureux agit d'une façon spéciale sur la peau; pendant l'immersion dans le bain le soufre qui se précipite au contact de l'air, se dépose sur l'enveloppe cutanée, et est absorbé en partie pour être entraîné plus tard dans la circulation. Sous ce rapport l'eau d'Uriage agit comme les eaux sulfureuses simples : l'élément sulfureux produit sur le derme une irritation qui est quelquefois assez vive; sous son influence, la peau se vascularise encore davantage : de nouvelles vésicules se multiplient d'une manière plus confluente; le suintement devient plus abondant, en même temps que le prurit est plus vif. La peau est rouge, tendue, luisante ; le malade éprouve un malaise général, traduit par de la céphalgie, de l'embarras gastrique, de l'inappétence. Ces phénomènes s'observent en général vers le dixième ou douzième jour du traitement thermal ; souvent il s'y joint une exacerbation de tous les symptômes, avec augmentation de la circulation, qui peut aller jusqu'à de la fièvre que le malade éprouve le soir. C'est là ce que les médecins hydropathes appellent *poussée*. Elle est plus ou moins longue à survenir, suivant le tempérament du sujet, suivant l'étendue des surfaces malades, mais on peut poser comme régle générale, que la poussée a lieu presqu'infalliblement. Dans ce cas un petit repos de deux jours, aidé par des préparations et des applications émollientes, tempèrent l'action trop énergique du principe minéral. Si l'on continue, après ce délai, le traitement déjà commencé, on voit les phénomènes s'amender peu à peu ; les vésicules diminuent, le prurit disparaît, la peau reprend son état normal, et toute trace de l'affection est effacée, mais il faut presque touiours un temps assez long. Cependant le malade est tout étonné, au bout de quelques mois, alors que toute manifestation cutanée avait disparu, de voir survenir une nouvelle éruption. Il se croyait guéri sans retour, mais ce n'était qu'en apparence. Le principe qui tient l'affection en son pouvoir, a pris l'état latent, et il suffira de la moindre cause occasionnelle pour qu'il témoigne encore de sa présence. En outre la guérison est très-longue à venir, la poussée très-vive dans ses manifestations, lorsque les malades subissent un traitement uniquement sulfureux. C'est ce qu'on observe journellement à Baréges, à Bagnères-de-Luchon, à Enghien où on envoie un assez grand nombre de maladies de la peau. Les eaux sulfureuses et chlorurées, au contraire, agissent d'une façon bien plus certaine, donnent lieu à des phénomènes beaucoup moins aigus, tout en assurant une guérison solide et irrévocable. C'est que, dans leur minéralisation, les principes salins sont les antagonistes, pour ainsi dire, du soufre. Les sels, (chlorure de sodium, sulfates de soude et de magnésie), exercent sur l'enveloppe cutanée une action sédative qui contrebalance et modère très-heureusement l'effet de l'élément sulfureux. Le savant médecin, qui avait la direction des eaux d'Uriage, le docteur Gerdy, attribue cette influence au chlorure de sodium dont l'eau contient plus de 7 grammes par litre. Aussi, au lieu d'observer, comme on pourrait s'y attendre, une recrudescence, ou même une exacerbation dans les affections de la peau, voit-on presque toujours, au contraire, dans le début, un amendement des symptômes. Et même, dit le docteur Doyon, il est d'observation que sous l'influence des eaux chlorurées sodiques sulfureuses, non-seulement le traitement des maladies dartreuses de la peau s'accomplit parfois sans que la moindre excitation appréciable ait lieu pendant la durée de la cure, mais encore que le plus souvent les premiers bains déterminent une amélioration sensible, après laquelle peut survenir ensuite, et survenir impunément, un certain degré d'irritation. C'est ainsi qu'agit le chlorure de sodium, dont l'effet dans ce cas, est analogue à celui que produit l'eau de mer. Mais il faut remarquer toutefois que l'eau de mer, qui contient le chlorure de sodium à l'exclusion de l'élément sulfureux, est douée de propriétés régressives. Les bains de mer sont donc quelquefois dangereux en faisant disparaître brusquement des éruptions liées à quelque cause interne ou générale, cause sur laquelle ils n'ont aucune action curative.

Ce résultat fâcheux dû à l'eau de mer dans les affections cutanées, n'est point à craindre à Uriage. L'action régressive du chlorure de sodium est tempérée par l'action excitante du soufre, et leur résultante constitue plutôt une action sédative. De même l'action du soufre est tenue en équilibre par celle des autres principes minéraux contenus dans l'eau d'Uriage. C'est ce que nous observons dans les eczémas à larges surfaces ; loin de présenter une exacerbation, la maladie suit une période décroissante. Cette action est puissamment aidée par l'administration de l'eau à l'intérieur soit à dose altérante, soit surtout à dose purgative. La fluxion de la peau dans ces cas est modérée par la révulsion intestinale. Cependant cette purgation n'est pas indispensable, et chez bien des sujets à localisations peu considérables, et affectés d'estomacs débiles, l'eau prise en boisson ne saurait être tolérée ; néanmoins la guérison a lieu. Quant à l'eau prise à doses altérantes c'est-à-dire à la dose d'un verre ou deux chaque matin, elle est absorbée, et son mélange intime avec nos humeurs la porte dans tous nos organes qu'elle modifie directement. Aussi le traitement à Uriage ne produit-il jamais des menaces de congestion vers les organes internes, ou des phénomènes de répercussion, tels que ceux qui résultent de l'action des sources salines, ni des inflammations vives aiguës qui succèdent souvent au traitement par les eaux sulfureuses.

Le traitement thermal à Uriage se compose du traitement externe, et du traitement interne. Le traitement externe com-

prend les bains, les douches, les bains de vapeur, les pulvérisations, les lotions, etc. Le traitement interne se pratique
sous deux formes: l'eau s'administre tantôt en purgation,
tantôt à dose altérante. En général on fait alterner ces deux
modes d'administration, à moins que l'état des voies digestives ne fournisse une contre-indication précise.

Quelle est l'action physiologique du traitement externe à
Uriage, dans les affections eczémateuses? Tout d'abord la ri-
chesse de cette eau en principes salins, nous fait dire à priori,
qu'elle est éminemment tonique et fortifiante : ce qui le prouve,
c'est le bon résultat qu'elle produit presque sans exception
dans l'anémie, le lymphatisme et la scrofule. En vertu de
l'action simultanée du soufre et des sels, au bout des premiers
bains, l'affection cutanée diminue d'une façon sensible; cela
tient à ce que l'effet produit par le chlorure de sodium et les
autres sels, est plus immédiat que celui du soufre dont l'évolution n'a pas encore eu le temps de se terminer. Mais à cette
amélioration passagère, succède bientôt une exacerbation de
tous les symptômes. C'est qu'alors l'élément sulfureux a im-
prégné tous les organes, effet qui a été accru par l'absorption
de l'eau prise en boisson. Et comme le soufre porte son action
spéciale sur la peau, il survient une réaction locale de cet organe,
une stimulation générale de tout l'organisme: c'est la poussée,
dont nous avons déjà parlé. Toutes les fonctions de la peau
sont stimulées : il y a augmentation de la transpiration cutanée, exaltation de la sensibilité, démangeaisons plus vives.
En même temps, cette recrudescence est accompagnée quelquefois d'une éruption érythémateuse dont la durée est éphé-
mère. Mais cette poussée est maintenue dans de justes limites,
grâce à l'action de l'eau prise à doses purgatives. Par la révulsion intestinale que produit cette dernière, la fluxion de la
peau est toujours modérée. Et cette recrudescence diminue
rapidement à la seule condition de continuer le traitement thermal plus rigoureusement encore, et sans s'arrêter. Sinon la
guérison serait très-compromise. Ce phénomène de la poussée,
au dire de tous les auteurs, est plus que fatal; il est salutaire.
La poussée en effet n'est qu'une sorte de crise provoquée par
l'influence d'un modificateur puissant. Quant à l'influence de
l'eau d'Uriage sur les autres fonctions, elle les modifie plus ou
moins. Ainsi elle augmente les sueurs, et a par conséquent
une action diaphorétique. La sécrétion urinaire ne semble guère
accrue, quoique l'on ait prétendu que l'eau d'Uriage était diu-
rétique. Les urines ne sont augmentées que lorsqu'on boit une

grande quantité d'eau, phénomène qui arrive pour toute autre eau. Les bains, dit encore le docteur Gerdy, agissent diversement sur les différentes fonctions et sur leurs appareils, suivant la manière dont on en fait usage, et par là ils provoquent plus ou moins les crises à se faire par telle ou telle voie. Dans les bains chauds, l'absorption cutanée est peu active; c'est la peau surtout qui reçoit l'action de ces bains, c'est par cette membrane que se manifeste surtout la réaction de l'économie. Dans les bains tièdes, au contraire, l'absorption se fait avec bien plus d'énergie, et les sécrétions internes en sont beaucoup plus influencées. Ils sont alors éminemment toniques et fortifiants ; la respiration devient plus facile, le pouls tombe de plusieurs pulsations ; les malades s'y trouvent bien, mais à la condition de n'y pas faire un séjour trop prolongé : car alors il y a une véritable excitation du système nerveux, qui pourrait même provoquer l'insomnie. En outre, la menstruation est une des fonctions qui temoignent le plus de l'action des bains d'Uriage. C'est un fait général que, chez les personnes qui prennent ces bains, les règles devancent de plusieurs jours leur époque habituelle, et souvent aussi s'écoulent avec beaucoup plus d'abondance. Cette propriété à été signalée pour un grand nombre d'autres eaux minérales, mais elle se montre à un très-haut degré dans celles d'Uriage.

Le traitement interne comprend l'eau prise en boisson, et l'eau prise en purgation. Sa saveur est celle de toutes les eaux sulfureuses ; elle rappelle le goût des œufs couvés, joint à la fadeur et à l'amertume de l'eau de mer. En outre sa température tiède (27° centigrades), contribue à en faire un breuvage des moins agréables. Elle est apéritive, stimulante des muqueuses digestives, et purgative à la dose de 5 ou 6 verres. Elle détermine des évacuations promptes, faciles, sans coliques et sans malaises d'aucun genre, et n'exige que deux ou trois heures pour que son effet soit complètement produit. D'ailleurs, en raison des principes sulfureux qui s'y trouvent associés aux principes salins, elle ne fatigue point en purgeant, et on peut y revenir deux ou trois fois par semaine. Tant local que réactionnel, cet effet n'a rien d'irritant, quand l'eau est prise à dose convenable. C'est du reste au médecin de tenir compte des dispositions individuelles et de savoir varier l'administration du médicament suivant la susceptibilité des organes, des tempéraments, suivant les effets obtenus, et surtout suivant ceux qu'il veut obtenir. C'est principalement quand les affections dartreuses occupent de larges surfaces, ou lorsqu'il existe encore un certain degré d'acuité que l'on use avec succès de l'eau d'Uriage à dose purgative. La révulsion intestinale donne alors les meilleurs résultats. De même dans les cas où le sujet présente des antécédents héréditaires cachectiques, où la maladie de la peau a succédé soudain à une affection viscérale, où ont cessé certaines fluxions habituelles, etc.

L'eau administrée en boisson produit des effets non moins utiles. C'est dans les formes essentiellement chroniques qu'elle est indiquée. Par ce procédé on détermine dans tout l'organisme, et particulièrement à la peau, une excitation qui a pour but de modifier la vitalité générale et d'amener ainsi un certain degré d'habitus sténique, lequel est on ne peut plus utile pour modifier l'état local. C'est un véritable altérant dans ce cas ; elle stimule l'appétit, excite les fonctions digestives et la plupart des fonctions de la vie nutritive ; elle produit dans l'économie des modifications profondes et intimes, souvent très-favorables. On peut masquer le goût de cette eau par divers sirops avec lesquels on la mélange. Le soufre, le chlorure de sodium et les autres sels contenus dans cette eau sont autant de modificateurs puissants dont l'action se répand avec le sang dans tous nos organes.

Les seules contre-indications de l'administration interne de l'eau sont les affections des voies digestives, et la prédominance du tempérament nerveux.

Le traitement thermal ainsi suivi, il nous reste à dire quelques mots de sa durée.

Il y a pour beaucoup d'eaux minérales un temps fixé, un nombre de jours déterminé, pendant lequel on fait usage de ces eaux et que l'on ne dépasse pas habituellement. Ce nombre de jours, pour chaque malade, est ce que l'on appelle une saison ; c'est un intervalle de 20 à 21 jours. Est-ce une règle fixe imposée par la pratique? Ou bien n'est-ce pas plutôt une routine? Nous nous rangeons entièrement à ce dernier avis. Il est impossible, en effet, de rien préciser. Tant de différence existe, et sous le rapport de l'âge et du sexe, et sous le rapport des constitutions et des tempéraments, et sous le rapport des maladies, entre les personnes qui fréquentent une même source, que l'on ne saurait concevoir la pensée d'imposer à tous une règle uniforme. Ce serait un aveugle empirisme ; et même nous irons plus loin: cette détermination de temps, essentiellement arbitraire, n'est pas sans inconvénient par ses effets. Il en résulte trop souvent de fâcheuses conséquences.

Nulle part, mieux qu'à Uriage, l'inanité d'une pareille proposition se montre à nos yeux. Les premiers effets de nos eaux chlorurées sodiques se traduisent très-souvent par une amélioration marquée de l'affection, et cela dès les premiers jours. Alors les malades leurrés par cette première apparence de guérison, quittent les eaux, alors qu'ils se trouvaient sous l'influence de cette action sédative ; mais la recrudescence vient ensuite se faire sans qu'elle ait son meilleur modérateur, l'action persistante des bains minéraux, et il n'est pas rare alors que la maladie, à laquelle manque son complément thérapeutique capital, prenne en définitive un développement et une intensité plus considérables. Que d'échecs, que d'injustes reproches adressés en pareil cas à nos thermes qu'on ne méconnait que parce qu'on en a mésusé ! Que de malades qui accusent ainsi les eaux, et ne devraient accuser que leur incurie, que leur défaut de persévérance !

Voilà ce qui se passe pour les malades trop pressés et trop optimistes : mais là n'est pas le seul écueil contre lequel échoue la médication auprès de nos thermes, pour les malades qui acceptent pour guide, au lieu des conseils éclairés du médecin, une aveugle routine, et le caprice personnel.

Bien des gens viennent chaque année à Uriage chercher la guérison d'une affection cutanée ; mais au bout de 20 jours, leurs affaires, leur position de fortune quelquefois modeste, les engagent à partir ; comme souvent à ce moment, l'amélioration de leur état ne progresse pas au gré de leurs désirs, ils hâtent leur traitement. Sans s'inquièter des dangers qu'entraîne un usage des eaux imprudent et non contrôlé par le médecin, ils cherchent à atteindre le résultat désiré, en multipliant les doses, et en accumulant les bains dans la même journée. Aussi qu'arrive-t-il ? Les malades sont pris de phénomènes graves : il survient de la diarrhée, de la lientérie, un trouble général de toutes les fonctions. Nous avons été témoin de faits semblables, notamment du suivant : Un individu, but pour se purger 25 verres d'eau d'Uriage ; mais il fut pris subitement d'accidents cholériformes, avec syncope, et refroidissement général. Il mit plusieurs semaines pour se rétablir. De même, les bains pris deux fois par jour sont toujours nuisibles. Le système nerveux en reçoit une stimulation trop considérable, et les lésions cutanées passent de nouveau à l'état aigu. On ne saurait donc trop s'élever contre l'usage abusif, immodéré des eaux, contre cette routine dont les partisans sont autant de victimes.

2

Aussi, comme dit encore le docteur Doyon, il est impossible de préciser à l'avance la durée d'un traitement thermal, car on ne saurait calculer toutes les circonstances ou prévenir tous les changements que le malade, que les effets de la cure elle-même peuvent rendre nécessaires. En règle générale, on peut dire que plus l'affection de la peau est ancienne, profonde, étendue, plus le traitement thermal devra être prolongé. De même la forme des éruptions a une influence notable sur les effets curatifs de la source d'Uriage. Ainsi, les affections dartreuses humides y sont bien plus promptement et bien plus profondément modifiées que les formes sèches, tuberculeuses, ulcéreuses, que les altérations dans la sécrétion des glandes sébacées, etc.

Du reste, il est un phénomène remarquable qui a frappé tous les médecins hydropathes: la saturation de l'organisme. Elle se manifeste ordinairement par une répulsion instinctive contre la continuation de l'emploi de l'eau minérale, surtout prise en boisson. En tous cas, les affections chroniques de la peau, psoriasis, pithyriasis, etc., très-rebelles, et très-réfractaires à toute médication, ne sont guéries qu'après un usage prudent et longtemps continué de nos eaux. Ici, se présente une question complémentaire. Convient-il de faire deux saisons séparées, ou de subir deux traitements par les eaux, dans la même année? Cela est convenable et utile dans un certain nombre de cas.

Ainsi lorsqu'une maladie très-opiniâtre et très-disposée aux récidives, comme beaucoup d'affections cutanées, reparaît peu de temps après l'emploi des eaux, et persiste, il est convenable d'y retourner pour combattre immédiatement cette rechûte. Lorsque l'excitation produite par les eaux ne permet pas de continuer le traitement, même en diminuant son activité, il est nécessaire de le suspendre, pour y revenir ensuite, si cette excitation a été favorable en dernier résultat. Il ne faut pas pour cela, diminuer la durée de la première cure, au point de rendre le traitement incomplet. Le premier séjour aux eaux doit être prolongé autant que le malade s'en trouve bien. Quant à l'intervalle de repos, qui doit être laissé entre les deux traitements, il est nécessairement très-variable, mais il faut prendre garde de trop le prolonger, pour ne pas s'exposer à perdre le fruit du premier traitement.

A Uriage, comme partout ailleurs, l'emploi des eaux n'exclut pas le concours d'autres moyens thérapeutiques. Tantôt il faut combattre une réaction trop forte, tantôt il faut stimuler l'organisme. Quelquefois, ce sont des antispasmodiques,

des calmants, des bains d'eau douce que nous devons adminis-
trer contre l'excitation produite par les bains minéraux : d'autres fois, il faut aider leur action par des pommades résolutives,
des onctions calmantes, etc. Les bains seront pris ou tièdes,
ou chauds, d'eau minérale pure, ou mitigée plus ou moins,
quelquefois additionnés de certains sels, de poudre d'amidon,
etc. Les douches seront chaudes, froides, ou écossaises, à jet
plus ou moins considérable. L'eau sera administrée à l'intérieur
en boisson, ou en lavements, selon qu'elle sera plus ou moins
bien supportée, pure, coupée avec du lait, ou certains sirops.
En un mot, il faut sans cesse surveiller les malades soit pour
combiner avec l'action de l'eau minérale celle des autres
moyens thérapeutiques, soit surtout pour modifier ou varier
l'administration de cette eau elle-même, suivant les progrès de
la maladie et les circonstances de chaque jour.

Le traitement thermal une fois terminé, là ne se borne pas
ses effets. Il y a longtemps que l'on a signalé l'action consécutive des eaux. Les thermes d'Uriage agissant d'une manière très-énergique sur l'organisme, il se produira des effets
consécutifs proportionnés à l'intensité des modifications im-
médiates déterminées dans les organes et leurs fonctions.
L'economie emmagasine, pour ainsi dire, le soufre dont elle
s'est imprégnée : elle se sature des sels contenus dans l'eau, et
comme ces principes minéraux subissent une véritable évolution dans nos organes, leur élimination ne peut se faire que
lentement et quelquefois encore longtemps après la cure ther-
male.

Iʳᵉ OBSERVATION

Eczéma simple.

Mᵐᵉ M... de G..... 40 ans, constitution faible, tempérament lymphatique, a joui jusqu'à présent d'une bonne santé ;
cependant elle porte des varices aux deux jambes ; ces dila-
tations variqueuses ne sont survenues que sous l'influence
de la marche et de la fatigue vers l'âge de 25 ans. Il y
a deux ou trois mois, cette malade s'est fait une plaie à
la région dorsale et interne du pied gauche ; la cicatrisation
tardive n'a pu se faire complètement, et il est resté deux
petites fistules ne dépassant pas toutefois l'épaisseur du
derme. A ce niveau, la peau est rugueuse, épaisse, criblée

d'orifices donnant issue à une sécrétion purulente, mais peu abondante. Sur ces entrefaites, la malade fit un faux pas, il y a quelques jours, et eut un entorse au même pied. Dès lors la rougeur du pied augmenta ; il apparut une éruption assez intense de petites élevures rouges, laissant suinter un liquide séreux, et accompagnée de vives démangeaisons. A ce moment, elle nous est envoyée aux eaux d'Uriage, et voici l'état que nous constatons : La jambe gauche depuis le tiers inférieur jusqu'à l'extrémité du pied est le siège d'une rougeur considérable avec tension de la peau qui est épaisse, rugueuse, parsemée de petites vésicules laissant suinter un liquide trouble ; l'inflammation est vive, accompagnée de prurit et de douleurs assez vives. Il y a une claudication manifeste, la malade ne pouvant pas s'appuyer sur sa jambe ; les mouvements communiqués sont aussi très-douloureux. L'état général laisse à désirer ; l'appétit est diminué, la langue saburrale, les digestions sont assez bonnes cependant. Le facies est pâle, amaigri, en un mot la malade présente les caractères d'une anémie assez profonde.

Prescription. — Bains tièdes d'eau minérale tous les jours à 35° centigrades. Lotions et compresses souvent renouvelées. Purgations tous les quatre jours avec 5 verres d'eau d'Uriage pris à un quart d'heure d'intervalle.

6 Juillet. — La malade a pris une purgation qui lui a procuré trois selles, sans coliques ; elle a pris également son premier bain, mais les douleurs du pied sont plus vives ; en même temps on observe un autre phénomène ; l'œil droit s'est tuméfié, il est très-rouge ainsi que les paupières. Néanmoins nous faisons continuer le traitement déjà prescrit.

16 Juillet. — La malade a vu depuis deux ou trois jours ses démangeaisons augmenter ; c'est une véritable douleur qui lui enlève tout sommeil ; le pied est très-rouge ; ce phénomène n'a rien d'inattendu : c'est la poussée des eaux qui a lieu, et il est indispensable de continuer le traitement thermal. Cependant, pour apaiser les vives démangeaisons, et pour diminuer l'inflammation, nous faisons suspendre les lotions minérales pour avoir recours aux cataplasmes d'amidon qu'on renouvellera fréquemment. En même temps nous prescrivons la position horizontale et inclinée de la jambe de manière à favoriser le plus possible la circulation.

24 Juillet. — **La** poussée est passée ; la jambe bien moins douloureuse, est en pleine résolution : cependant nous remarquons encore deux points rouges, l'un au niveau de la malléole interne, l'autre dix centimètres au-dessus de la malléole externe. Nous faisons continuer exactement les bains d'une heure de durée chaque jour, et comme les démangeaisons sont calmées, nous faisons suspendre les cataplasmes d'amidon. Les purgations sont toujours continuées tous les quatre jours, sans fatiguer les voies digestives.

31 Juillet. — La malade va beaucoup mieux : il n'y a plus qu'une petite rougeur à la jambe autour de la malléole externe où la peau présente encore quelques petites vésicules. Nous eussions cependant désiré que la malade continuât son traitement thermal jusqu'à la disparition de tous ces symptômes, mais ses occupations la rappelèrent à Grenoble. Elle partit donc après avoir pris vingt bains et six purgations. Nous consentîmes au départ de cette malade ave l'espoir que son eczéma, en grande partie effacé, achèverait ensuite de disparaître sous l'influence consécutive du traitemeut qu'elle venait de subir. Notre espoir n'a pas été trompé, car nous avons revu la malade un mois et demi plus tard, le 14 septembre, et elle était guérie de sa maladie de peau aussi bien que de sa plaie primitive. Elle marche parfaitement, et depuis nous ne l'avons plus revue.

Voilà un fait qui prouve combien les eaux d'Uriage sont efficaces, même dans les dermatoses aiguës : en effet l'eczéma apparu depuis un mois rendait toute marche impossible ; les premiers bains augmentent cette inflammation, et au quinzième jour du traitement la poussée se produit non pas sur la surface du corps tout entier, mais sur la jambe malade où elle provoque une recrudescence ; en même temps on observe de l'anorexie, de la céphalalgie, indices certains de l'action des eaux ; puis en continuant le traitement thermal, nous voyons tous ces symptômes diminuer graduellement, pour disparaitre sans retour. Ce cas est d'autant plus intéressant que la malade portait des varices déjà anciennes, seule cause du retard dans la cicatrisation de la plaie. Voilà donc un exemple d'eczéma variqueux guéri par les eaux d'Uriage uniquement.

IIe Observation.

Eczéma simple des mains avec Pharyngite granuleuse.

M. F... de C... vingt-cinq ans, est doué d'un tempérament mixte et d'une constitution assez forte, mais ne présente aucun antécédent héréditaire dans sa famille ; il a eu des laryngites fréquentes dans son enfance, et une très-grande facilité à s'enrhumer. Il a été envoyé à Allevard, il y a quatre ans, pour combattre cette fâcheuse tendance, et traiter en même temps les granulations qui tapissaient toute la partie postérieure du pharynx. Sous l'influence d'un traitement bien dirigé à Allevard, il éprouva sinon une guérison, du moins une amélioration très-notable, et s'enrhuma moins les hivers suivants. Mais en prenant part à la dernière guerre, sous l'influence des froids, de conditions hygièniques fort mauvaises, il vit apparaître aux deux mains, surtout à la face palmaire, une éruption assez confluente d'eczéma. En même temps le pharynx restait toujours rouge, couvert de granulations, et était cause de beaucoup de gêne. Du reste, il n'y a jamais eu de manifestation cutanée ailleurs qu'aux mains. En hiver, l'eczéma disparaît à peu-près en partie, mais le pharynx devient alors plus susceptible, le malade tousse un peu, et le matin il a beaucoup de peine à détacher les mucosités qui tapissent son pharynx. En été le phénomène inverse a lieu : une grande amélioration se produit du côté de la gorge, tandis que les mains deviennent rouges, injectées, douloureuses, gonflées même : le malade est pris de démangeaisons très-vives. A son arrivée, le 9 juillet, à Uriage, voici dans quel état nous le trouvâmes : la paume des mains est seule prise : tout le reste du corps est indemne ; la peau des mains ordinairement fine et mince, est en ce moment rouge, épaisse, couverte de petites éminences formées par des vésicules pleines, sécrètant très-peu : la face palmaire est sèche, la moiteur et la perspiration cutanée ne se font pas du tout : de plus le malade accuse des démangeaisons assez vives. Il est bon de remarquer, avant d'aller plus loin, que le malade n'a pas eu la syphilis, et jamais de rhumatismes. Tous ces symptômes, affection cutanée et granulations pharyngiennes, sont intimement liés entre eux. L'état général est excellent : les voies digestives ne souffrent nullement.

Prescription. — *9 Juillet*. Bains tous les jours à 33° centigrades, d'une heure de durée, puis lotions plusieurs fois par jour avec l'eau d'Uriage tiède; purgations deux fois par semaine avec six verres d'eau. Un verre d'eau tous les jours en sortant du bain. Pour calmer les démangeaisons, le soir, onctions sur les mains avec une pommade à l'huile de cade et au sous-carbonate de soude. Régime sévère et rafraîchissant.

15 Juillet. — Sous l'influence des premières purgations et des quatre premiers bains, l'éruption des mains a disparu entièrement, sans laisser aucune trace; la peau est devenue moite, douce : on n'observe plus ces injections et marbrures sur les mains comme auparavant, et on ne voit plus aucune vésicule. Les granulations pharyngiennes sont restées stationnaires. Malgré, ou mieux à cause de ce changement aussi rapide qu'inespéré, le malade continue très-scrupuleusement le traitement thermal. Nous devons ajouter que cette guérison radicale s'est maintenue pendant tout le séjour de M. F... à Uriage, sans être entravée par aucune recrudescence ni poussée.

2 Août. — Après avoir pris vingt-deux bains entiers, cinq purgations, le malade est parti complètement guéri; la pharyngite granuleuse seule persiste sans aucune recrudescence. Nous avons fortement engagé le malade à revenir faire une nouvelle saison à Uriage pour consolider sa guérison et la rendre plus durable.

Cette maladie complexe, se manifestant sur la peau par un eczéma, à l'intérieur par des granulations pharyngiennes, n'est point due à une cause accidentelle. Il faut évidemment chercher plus profondément, et, en effet, si on observe que l'eczéma et la pharyngite sont intimement liés l'un à l'autre, que l'un disparaît quand l'autre se montre, et réciproquement, on est bien forcé d'admettre une cause autre qu'une cause venant de l'extérieur. Si l'on remarque la corrélation intime qui existe entre la peau et les muqueuses, dont les fonctions se contrebalancent, on verra dans ce cas la manifestation pure et simple de la diathèse herpétique. Nous sommes loin d'affirmer que le malade dont l'eczéma a cédé si rapidement, ne voit pas son affection reparaître de nouveau, sous la moindre cause déterminante: et cela s'explique très-bien en admettant la présence dans l'organisme de ce qu'on a appelé le vice dartreux. Du reste ces affections trouvent à Uriage au bout de la première et de la deuxième saison une amélioration sensible, et si le malade persévère dans l'emploi des eaux, intus et extra, en même temps qu'il a recours aux préparations arsénicales, qui jouent le rôle d'altérants, et modifient la peau, en agissant à la longue sur les sécrétions cutanées et sur le sang, si le malade joint à tout cela une hygiène sévère et bien entendue, il triomphera de cette affection peu grave en elle-même, mais très-tenace.

IIIe OBERVATION.

Eczéma simple du sein.

Mme F... de M... âgée de quarante ans, constitution forte ; tempérament lymphatique sanguin, a toujours joui d'une assez bonne santé ; elle n'a jamais eu de rhumatismes ; ses parents sont morts dans un âge avancé. La malade a eu, il y a sept ans, une fièvre typhoïde qui n'a pas été trop grave, mais qui avait débuté par des accès intermittents. Enfin, il y a deux ans, étant venue à Uriage, non pour y faire un traitement, mais pour passer l'époque des chaleurs caniculaires, Mme F..., sans cause connue, fut prise de douleurs très-violentes dans le côté droit, au niveau du foie : cet organe devint plus gros, plus sensible, et en même temps on observa de la diarrhée, des insomnies, avec un état général assez grave. Cette affection du foie que ces renseignements incomplets ne nous permettent pas de spécifier, céda au repos, à un régime sévère, et aux bains émollients. On n'a jamais observé d'ictère. L'année suivante elle alla faire une saison à Vichy, qui la remit complètement, et, depuis cette époque, elle n'a plus ressenti aucune douleur dans le foie ; néanmoins Mme F... est retournée à Vichy l'été dernier, et à son retour elle s'aperçut d'une éruption progressive qui se faisait sous le sein droit. Bientôt les démangeaisons, l'irritation de la peau surtout dans le repli qui entoure la base du sein, devinrent assez vives pour inquiéter Mme F... Cependant il y avait très-peu d'exsudation, et au début, le médecin de Mme F... consulté ne reconnaissant point encore les caractères d'un eczéma aigu, fit une légère cautérisation. L'inflammation ne céda point, et bientôt une partie de la base de la poitrine à droite était couverte de cette éruption. On se décida alors à envoyer Mme F... à Uriage. A son arrivée voici ce que nous observons: sous le sein droit, et dans toute la région qui le sépare de l'extrémité inférieure des fausses côtes, eczéma aigu, caractérisé par une éruption confluente de vésicules, avec excoriation, suintement de sérosité, et quelques croûtes légères ; démangeaisons très-vives, rougeur considérable. Le foie est revenu à son état normal ; cependant à l'époque de chaque menstruation, la malade remarque que son foie augmente de volume, et elle éprouve dans l'hypochondre droit une sensation de plénitude et de pesanteur. Du reste, l'état général est bon ; les fonctions digestives s'accomplissent bien, sauf une légère constipation qui est habituelle chez la malade douée d'ailleurs d'un certain embonpoint.

Prescription — 25 Juillet. Bains d'eau minérale pure, tous les jours, à 34° centigrades, d'une heure de durée ; purgations tous les cinq jours avec cinq verres d'eau d'Uriage. Lotions fréquentes avec l'eau minérale tiède.

21 Juillet. — Les purgations fatiguent un peu la malade ; nous réduisons la dose à quatre verres, nous bornant à ajouter 20 grammes de sulfate de magnésie à prendre en deux fois dans les deux premiers verres. Cependant, déjà sous l'influence des bains, la surface ulcérée diminue ; nous prescrivons, pour isoler les surfaces, et calmer le prurit, de la poudre d'amidon avec de la charpie.

9 Août. — La malade ayant, dans son zèle, et à notre insu, rapproché les jours de purgation, son estomac se trouve indisposé, et nous proscrivons toute espèce d'usage de l'eau à l'intérieur. L'eczéma continue à diminuer de jour en jour, et enfin le 12 août, malgré nos observations pressantes, Mme F... quitte Uriage, n'ayant plus qu'une petite rougeur sous le sein droit de la largeur d'une pièce de deux francs. Du reste, elle emporte de l'eau d'Uriage, pour continuer chez elle les lotions minérales.

Voilà encore un troisième succès dû incontestablement aux eaux d'Uriage ; il est à remarquer que la poussée n'a pas eu lieu, et que, malgré la cessation de l'ingestion de l'eau, l'affection s'est aussi rapidement guérie qu'elle l'eût été sous l'influence d'un traitement par l'administration de l'eau intus et extra.

IV° OBSERVATION.

Eczéma de la face.

M. G... d'A... âgé de huit ans, est doué d'une constitution moyenne, quoique assez développé pour son âge ; il a un tempérament essentiellement lymphatique, a souffert beaucoup en nourrice; de plus, il est sujet aux rhumes et a eu, l'hiver dernier, une bronchite assez grave. Du reste, il n'y a aucun antécédent héréditaire à relever du côté des ascendants, soit au point de vue des affections thoraciques, soit au point de vue des maladies de la peau. A la suite de cette bronchite dont l'enfant a conservé un reliquat — toux, un peu de dyspnée, — l'enfant a vu apparaître sur toute la face une éruption très-confluente d'eczéma à forme très-peu sécrétante; on l'envoie à Allevard pour y prendre les eaux qui ont amélioré l'état de la poitrine; après y avoir fait un traitement de vingt jours, il arrive à Uriage, et voici dans quel état il se présente : Toute la face est couverte d'une masse de vésicules rouges, ne donnant pas issue à un liquide, mais très-prurigineuses. Sous l'angle de la mâchoire, nous trouvons un des ganglions sous-maxillaires très-induré, peu mobile sous la peau, où il s'ouvre par un orifice terminant un trajet fistuleux de quelques millimètres d'étendue. C'est donc une adénite suppurée sous-maxillaire. L'enfant n'a pas d'éruption ailleurs qu'à la face; du reste, jamais de rhumatisme, état général bon ; les fonctions digestives ne laissent rien à désirer, la poitrine ne présente aucun changement à la percussion ; l'auscultation permet d'entendre quelques râles de bronchite disséminés dans les deux poumons ; il est peut-être utile de remarquer en passant que la bronchite a précédé l'apparition de la dermatose, mais qu'une fois cette dernière apparue, la marche de la bronchite n'en a été influencée ni en bien ni en mal.

Prescription. — 16 Juillet. Tous les jours un bain complet à 35° centigrades et de quarante minutes au début; chaque jour en sortant du bain une verrée d'eau minérale prise à la source, et coupée avec le sirop de Portal; tous les cinq jours purgation avec trois verres d'eau d'Uriage à un quart d'heure d'intervalle chaque; deux fois par jour pulvérisations tièdes; le soir, application sur la face de compresses imbibées d'eau minérale tiède.

20 Juillet. — Le ganglion sous-maxillaire se ramollit un peu et diminue de volume ; le teint du visage est moins rouge. La durée des bains est portée à une heure ; les pulvérisations sont prises pendant vingt minutes deux fois par jour.

26 Juillet. — C'est le dixième jour du traitement; l'amélioration momentanée due au premier effet des eaux ne s'est pas maintenue; la face se couvre de vésicules d'eczéma très-confluentes ; l'enfant éprouve de l'anorexie, un peu de fièvre :

il est en pleine poussée des eaux. Quelques boissons émollientes, une nourriture plus douce et plus parcimonieuse sont ordonnées. L'enfant a déjà été purgé deux fois, et chaque fois il a eu trois selles liquides, sans coliques ni trouble intestinal.

28 Juillet. — L'éruption est stationnaire, et n'augmente plus ; il est survenu deux pustules d'impétigo sur le cuir chevelu ; les démangeaisons sont très-vives, et l'enfant ne peut pas bien respirer. Néanmoins, comme les purgations sont bien supportées, nous ordonnons, dans le but de provoquer une petite révulsion intestinale, et de diminuer la poussée, pour le lendemain matin quatre verres d'eau d'Uriage avec dix grammes de sulfate de magnésie dans les deux premiers verres ; en même temps, nous prescrivons des cataplasmes d'amidon sur le visage le soir en se couchant, et dans la journée deux séances de pulvérisation de quinze minutes chaque, suivies d'application de poudre d'amidon sur les surfaces mouillées.

31 Juillet. — La face est presque complétement revenue à l'état normal ; elle a perdu sa coloration rouge ; on voit encore quelques rares traces de vésicules qui sont remplacées par de petites lamelles furfuracées dont la desquamation est des plus rapides. L'adénite sous-maxillaire a beaucoup diminué aussi. Le traitement est continué, en réduisant à quatre le nombre des verrées à prendre comme purgation ; les bains tous les jours, et les pulvérisations sont continués.

6 Août. — L'enfant est à peu près guéri ; sa mère le reconduit chez lui, et l'été prochain, il reviendra achever sa guérison.

L'observation que nous venons de reproduire est complexe ; c'est encore un exemple frappant de la diathèse herpétique entée sur un tempérament lymphatique. Cette prédiposition aux bronchites, cette bronchite contractée peu de temps avant l'apparition de l'eczéma de la face, sont bien les caractères d'une prédisposition morbide acquise; chez ce malade, l'évolution du traitement s'est faite d'une manière classique, pour ainsi dire. D'abord la diminution dans les symptômes observés, puis vers le dixième jour une poussée suraiguë survenant avec réaction sur l'état général ; enfin la disparition graduelle en douze jours de tous ces phénomènes. La pulvérisation tiède a produit le meilleur effet ; sous l'influence de séances répétées deux ou trois fois par jour, sans avoir cessé à l'époque où l'éruption était plus confluente, la peau du visage s'est adoucie ; l'enfant, du reste, se trouvait si bien de ces pulvérisations tièdes, qu'il eût été prêt à les renouveler bien plus fréquemment. Il ressentait à la suite une douce fraicheur, un bien être relatif qui remplaçait les démangeaisons si vives éprouvées avant chaque séance. Et de fait, dans ces cas, il serait peu rationnel d'envoyer un malade dans une salle de pulvérisation froide, après laquelle la réaction s'opère, et la congestion sanguine de la peau devient plus intense. Nous croyons donc pouvoir tirer de ces eczémas de la face une indication très-précieuse pour l'usage des pulvérisations tièdes. Mais là ne se bornent point ces indications : les variétés impétigineuses de l'eczéma, ainsi que nous allons en montrer des exemples plus loin, de même que les affections oculaires, conjonctivites et blépharites leur doivent une grande part de leurs succès.

Une des formes les plus fréquentes que revêt l'eczéma chez les enfants, ou les adultes même, est la variété impétigineuse. Dans cette affection les vésicules sont plus grosses, tout en étant moins nombreuses, entourées d'une auréole rouge, et renfermant un liquide plus abondant. Ce liquide devient de suite purulent, et il se forme à la surface de la peau une croûte jaunâtre d'où le nom de croûte de lait, parce que ce sont les enfants en bas âge qui y sont le plus sujets.

L'impetigo est une des affections cutanées qui cèdent le plus rapidement au traitement thermal ; la raison en est que cette maladie s'observe le plus communément chez les sujets lymphatiques ou scrofuleux, ceux de tous les tempéraments et de tous les états constitutionnels qui sont le plus efficacement justiciables de nos thermes. Il est rare qu'on soit obligé de recourir deux fois de suite aux eaux ; la guérison se fait le plus souvent remarquer dès qu'on a fait usage des bains d'Uriage.

Voici encore quelques observations concernant cette maladie.

Vᵉ OBSERVATION.

Impétigo aigu du visage.

Mlle A..., fille d'un confrère, est âgée de trente et un mois : elle est très-bien développée, grande et grosse, a touiours joui d'une bonne santé, mais a eu de mauvaises nourrices, qu'on a dû changer plusieurs fois. Sa famille présente les meilleures conditions de santé, et ne lui a légué aucun antécédent héréditaire fâcheux. Tempérament lymphatique. Cette enfant, sans cause déterminante, a vu, il y a quinze jours, sa face se couvrir de vésico-pustules d'impétigo ; les membres et le tronc ne présentaient qu'une éruption fort discrète. Elle nous est immédiatement adressée à Uriage, et voici dans quel état nous la trouvons. La face est parsemée de croûtes jaunâtres peu épaisses, avec une auréole rouge à la base. Ces pustules déssé- chées ne sécrétent plus guère qu'une très-petite quantité de liquide ; l'impétigo s'est limité, sauf vers l'oreille droite où quelques pustules viennent de se montrer sur l'orifice du con- duit auditif externe. L'état général, du reste, est bon ; il n'y a pas de fièvre ; les fonctions digestives s'accomplissent très-bien ; l'appétit est conservé.

Prescription.— 5 Juillet. Tous les matins une demi-verrée d'eau d'Uriage coupée avec le sirop de Portal. Tous les quatre jours deux verres d'eau pour provoquer une légère purgation. Tous les jours un grand bain de 34° centigrades, et de vingt minutes de durée, mitigé d'abord moitié eau douce, moitié eau minérale. Lotions fréquentes avec la même eau tiède, et le soir compresses imbibées de la même eau en applications sur la face.

9 Juillet. – Le traitement est bien supporté : seul l'appétit diminue un peu. L'enfant ne pouvant se résigner à boire l'eau minérale, même masquée par le sirop, nous prescrivons une purgation avec un quart de biscuit purgatif à la scammonée. Les bains sont continués exactement. Nous conseillons alors des pulvérisations tièdes sur le visage. Les croûtes disparais- sent très-rapidement, ne laissant à leur place qu'une petite plaque rouge dissipée promptement aussi.

14 Juillet. — Neuf jours après le début du traitement thermal, nous ne trouvons plus une seule trace de l'affection cutanée, sauf une petite pustule au sourcil droit. Le teint est frais, l'appétit complétement revenu, malgré une légère diarrhée qu'a eue l'enfant la veille. On ne peut guère la faire consentir à boire l'eau de la source minérale, et elle est assez rebelle à la purgation. Cependant à cause de la diarrhée, nous ne la faisons purger que trois jours après, avec un demi-biscuit à la scam- monée. Elle prend toujours les bains entiers à 35° centigra- des et de 45 minutes de durée.

19 Juillet. — Il n'y a plus traces de rougeur ni de pustules. L'enfant ne boit plus d'eau qu'il est impossible du reste de lui faire prendre.

26 Juillet. — L'enfant a déjà pris dix-huit bains, et pour la

fortifier, nous lui prescrivons tous les deux jours alternative-
ment avec les bains une douche écossaise avec un petit écart de
température à 26° et 38° centigrades

28 Juillet. — Nous prescrivons une quatrième et dernière
purgation avec 10 grammes de manne, puis nous faisons prendre une douche et un bain tous les deux jours alternative-
ment.

Enfin le *30 Juillet*, l'enfant quitte Uriage complétement
guérie de son impétigo, après avoir pris quatre purgations,
vingt-trois bains entiers, deux douches, et quinze pulvérisations
tièdes.

Voilà un exemple d'impétigo dans lequel les eaux d'Uriage
ont eu le plus grand succès. En neuf jours les croûtes étaient
tombées, et en quinze jours il n'y avait plus trace de l'affection.
Depuis nous avons reçu des nouvelles de la malade dont la santé
est florissante, et qui n'a plus vu apparaître aucune éruption.

A côté de ce cas nous allons en produire un autre non moins
intéressant, quoique survenu pendant le cours du traitement
par les eaux d'Uriage chez un enfant qu'on avait envoyé pour
guérir une anémie.

VIe OBSERVATION.

Anémie, Impétigo de la face.

M. P... de Milan, âgé de quatre ans, présente une constitution
délicate, un tempérament lymphatique, a souffert en nourrice.
Ses parents sont bien portants. Il est envoyé à Uriage pour
une anémie, légère du reste, et une incurvation des fémurs,
fait assez commun chez les jeunes enfants ; on espérait par les
eaux d'Uriage fortifier le petit malade, combattre ce tempérament très-lymphatique, et ainsi ramener les fémurs à leur
rectitude normale.

A son arrivée, le 5 juillet, voici son état : anémie assez marquée, caractérisée par la pâleur des conjonctives et des genci-
ves ; cependant appétit assez bon, digestions normales. Il n'y
a aucune éruption. L'enfant prend depuis plusieurs mois du
lactate de fer, et du vin de Bugeaud. Il présente une légère
incurvation en dedans des deux fémurs.

Prescription.— 5 Juillet.— Tous les jours un bain entier à 35° centigrades, vingt minutes de durée ; tous les matins deux cuillerées à café de vin de Bugeaud, et avant le repas une prise de lactate de fer.

14 Juillet. — Tous les deux jours un bain de trente minutes de durée, et les jours intercalaires une douche à 38° centigrades. Alors nous remarquons l'apparition sur l'aile droite du nez d'une petite vésicule, et nous prescrivons quelques onctions avec la pommade à l'oxyde de zinc. En même temps nous ordonnons tous les matins une demi-verrée d'eau minérale coupée avec du lait de vache.

17 Juillet. — L'impétigo augmente, et il s'en montre quelques pustules sur la joue gauche. Pas de fièvre cependant, l'appétit seul diminue un peu. Purgation le 18 juillet avec un demi-biscuit à la scammonée. Bain tous les jours ; lotions sur la face avec l'eau minérale tiède, et trois pulvérisations par jour de dix minutes de durée chaque.

20 Juillet.— L'enfant ne voulant plus boire l'eau, nous prescrivons matin et soir un quart de lavement avec l'eau minérale. La face présente de nombreuses pustules d'impétigo recouvertes de croûtes jaunes avec une auréole rouge à la base ; tuméfaction légère des ganglions sous-maxillaires. Une croûte épaisse occupe le nez et la lèvre supérieure, et a amené du gonflement de la joue droite ; l'enflure qui s'est propagée à la paupière inférieure de l'œil droit amène un peu d'œdème de cet organe : les pustules sécrètent en abondance un liquide épais qui gêne beaucoup le petit malade.

Nous prescrivons alors de la poudre d'amidon en applications constamment renouvelées, pour absorber le liquide qui s'écoule, et nous ordonnons une purgation tous les quatre jours. L'enfant prend en même temps le sirop antiscorbutique de Portal. Nous faisons suspendre les bains d'eau minérale pendant quelques jours.

27 Juillet. — L'éruption tend à se localiser, et il n'apparaît plus de nouvelles pustules ; la paupière est moins tuméfiée. On continue à saupoudrer le visage d'amidon.

7 Août. — Les pustules sont en pleine voie de disparition : l'enfant reprend chaque jour un bain minéral de vingt-cinq minutes de durée.

16 Août. — Les croûtes sont tout-à-fait disparues : il ne reste plus que des stigmates, ou petites traces rouges de très-petit diamètre. Les bains sont continués exactement chaque jour.

21 Août. — Le petit malade va tout à fait bien, et ne présente que quelques légères rougeurs qui s'évanouissent de jour en jour. Nous jugeons à propos de lui donner son congé, ne voulant pas prolonger au-delà son traitement qui, quoiqu'interrompu pendant dix jours, s'est composé de vingt-cinq bains, dix douches, et six purgations.

Voilà un fait intéressant qui prouve l'action énergique des eaux d'Uriage ; l'enfant amené à Uriage, atteint d'anémie, et d'un tempérament profondément lymphatique, a vu, sous l'influence des bains, se développer une éruption d'impétigo aigu, qui ne se serait probablement pas montrée, si l'on n'avait point fait usage des eaux. En présence de ce phénomène, nous nous bornons à faire cesser les bains pendant la période aigue, c'est-à-dire pendant dix jours seulement ; en ayant soin de faire continuer les purgations de temps en temps pour maintenir sur l'intestin une dérivation salutaire. Dès que l'éruption impétigneuse se localise, nous revenons à l'usage des bains et des pulvérisations sur le visage, et en dix jours l'enfant était complètement guéri.

DU PSORIASIS.

Le psoriasis, affection cutanée très-rebelle et opiniâtre fournit un contingent nombreux à Uriage. Mais c'est dans ce cas que le malade doit s'armer de persévérance, et poursuivre le traitement thermal pendant plusieurs saisons. Cette affection est caractérisée par des plaques, véritables squames blanchâtres, analogues à des gouttes de bougie, d'où le nom de psoriasis guttata. Ces squames reposent sur un fond rouge, et résistent longtemps, même au traitement thermal. La peau est dure, souvent parcheminée, sans exhalation de liquide sudoral; en un mot, ses fonctions sont perverties, ou même supprimées, et sa vitalité demeure très-faible. Les squames ne sont presque pas irritables soit à cause de leur ancienneté, et il faut par tous les moyens stimuler, exciter ces fonctions si importantes : en un mot, pousser à la peau. Car l'inflammation est le plus sûr remède pour changer la nature des tissus altérés, quand d'ailleurs elle ne peut par elle-même entraîner des résultats plus fâcheux. Mais il n'est pas toujours facile d'obtenir ces poussées, de quelque manière que l'on dirige le traitement, et c'est particulièrement alors qu'elles seraient le plus utiles, c'est-à-dire dans les affections anciennes et déjà éprouvées par un grand nombre de remèdes, que l'on parvient moins souvent à déterminer ces surexcitations favorables. Le succès des eaux de Louësche dans ces cas prouve l'efficacité de cette poussée. Aussi, pour blanchir le psoriasis à Uriage, est-il nécessaire de soumettre le malade à un traitement énergique. Dans ce but nous avons recours à la méthode suivante que nous avons instituée à Uriage: nous ordonnons chaque jour un bain de vapeur de 40 à 45° centigrades, qui détermine une sudation très-abondante, et ouvre les pores de la peau ; puis immédiatement après nous faisons porter le malade dans un grand bain à une température élevée et d'une durée prolongée. En même temps nous prescrivons l'eau à l'intérieur surtout à doses altérantes, sans cependant négliger son action purgative à laquelle nous soumettons le malade de temps en temps. Concurremment avec le traitement thermal, nous prescrivons les préparations arsénicales dont l'usage, pendant la cure, est bien supporté. Il est bon aussi, dans quelques cas de psoriasis circonscrit, de faire quelques applications de caustiques ou d'escharotiques qui font le plus souvent disparaître des squames invétérées. Grâce à ces nombreux moyens, nous avons constaté de nombreux cas de guérison de psoriasis. Voici deux exemples de cette affection qui prouvent que les eaux d'Uriage peuvent donner des succès incontestables.

VIIe Observation

Psoriasis Guttata

Mademoiselle D... de Lyon, seize ans, tempérament indécis, constitution faible. Psoriasis guttata datant de cinq ans, sur le visage, le cuir chevelu et les extrémités, principalement les jambes et les avant-bras. Les plaques sont disséminées et peu volumineuses. Une première saison la malade prit vingt bains, qui avaient suffi pour faire disparaître le mal ; mais l'affection s'est montrée de nouveau au printemps suivant. Elle buvait tous les jours, dans ce premier traitement, l'eau d'Uriage à dose altérante, et d'une façon modérée, mais l'estomac s'en est mal trouvé. Ce n'est pas durant le traitement, mais seulement à sa suite, que cette irritation s'est manifestée. Lorsque la malade a été rentrée chez elle, elle a souffert de l'estomac, les digestions sont devenues difficiles, douloureuses, en même temps que l'affection de la peau, en partie seulement effacée, achevait de disparaître. Il a fallu beaucoup de temps pour ramener les organes digestifs à leur état normal. Revenue aux eaux l'année suivante, la malade a fait, cette même année, et les deux années suivantes trois traitements successifs de trente à trente cinq jours chacun, et le mal a diminué d'année en année. Pendant ces nouveaux traitements, mademoiselle D... n'a presque point bu d'eau minérale ; et, grâce à cette précaution, elle a pu échapper à un retour d'irritation gastrique, qui était fort menaçant, car la seule influence des bains réveillait dans cet organe une susceptibilité bien prononcée. Enfin, après le dernier traitement, la malade est partie ne conservant plus qu'un petit nombre de plaques rouges ; et consécutivement la peau est revenue complètement à l'état normal. La guérison du reste, comme nous l'avons appris depuis, ne s'est pas démentie. Ce fait montre une affection ancienne et tenace se guérissant d'abord par un traitement de vingt jours seulement, mais se guérissant en même temps que s'établissait une irritation de l'estomac qui a duré ensuite assez longtemps. C'est là, en effet, une circonstance qui peut favoriser la guérison des irritations de la peau.

Mais ce n'est pas alors une guérison réelle, c'est un simple déplacement d'irritation, qui est rarement avantageux, et qui fait bien sentir l'inconvénient et le danger de l'abus des purgatifs. En poursuivant l'analyse de cette observation, on remarque que le rétablissement des fonctions digestives, et, malgré un nouvel usage des eaux, celle-ci reste parfaite, tandis que l'affection cutanée s'est évanouie sans retour. A côté de ce cas, nous rapporterons un autre fait non moins intéressant.

VIIIᵉ Observation

Psoriasis chronique.

M. R...... possède un tempérament sanguin bilieux ; il a cinquante-sept ans ; ses parents et ascendants étaient rhumatisants ; il présente donc les caractères d'une diathèse arthritique. Il a toujours joui d'une bonne santé, et n'a jamais eu d'affection cutanée dans son enfance, ni dans sa jeunesse. Il y a quinze ans, sans cause connue, le malade se vit couvert d'une éruption psoriasique assez confluente, pour laquelle il alla trois ans de suite à Bagnères-de-Luchon ; puis, il y a onze ans, il vint à Uriage. L'eruption se localisa, et devint moins considérable. Cependant le malade voudrait à tout prix voir se guérir une maladie si rebelle, et voici l'état dans lequel nous le trouvons à son arrivée à Uriage : squames de psoriasis éparses sur les membres, autour de l'anus, sur le tronc, et quelques-unes aux mains dans les espaces interdigitaux, et au cou. La peau tout entière est sèche, privée de transpiration ; les squames sont dures et comme cornées ; cependant pas de prurit. L'état général est bon, les fonctions digestives s'accomplissent bien.

Prescription. — Purgation tous les quatre jours avec cinq verres d'eau ; les jours intercalaires un verre d'eau seulement en sortant du bain. Tous les trois jours un bain de vapeur, le lendemain une douche chaude à 44° centigrades, et le surlendemain un bain entier à 36° et de une heure de durée.

9 Juillet. — Les squames blanches ont laissé place à des taches rouges; la peau est plus humide, et la transpiration plus facile, ce dont le malade s'aperçoit bien en faisant quelques excursions dans les montagnes.

25 Juillet. — Le malade part dans un état d'amélioration marquée, mais pas encore guéri. Il a continué l'usage de la liqueur de Fowler, et nous l'avons engagé fortement à revenir l'année suivante, dans l'espérance de voir se terminer ainsi cette affection plus rebelle qu'incommode. En effet, l'année suivante, M. R..... nous est revenu, après avoir éprouvé une récidive pendant l'hiver. L'affection cutanée est toujours caractérisée par des squames discrètes, et disséminées sur toute l'enveloppe tégumentaire. Dès son arrivée nous le soumettons à l'usage quotidien de l'eau en boisson à la dose de deux verrées par jour ; en même temps nous prescrivons tous les deux jours un bain de vapeur à 43° degrés centigrades de un quart d'heure de durée ; immédiatement après, le malade est porté dans un bain à 36° centigrades de une heure de durée. Les jours intercalaires, il prend une douche générale chaude à 40°, mais pas de bain. En outre il continue à l'intérieur les préparations arsénicales. Au bout de trois semaines le malade, rappelé par ses affaires, quitte Uriage n'ayant plus qu'une ou deux plaques psoriasiques. Nous lui faisons promettre de revenir suivre une troisième saison au mois de Septembre. La même médication est encore suivie, mais d'une manière plus rigoureuse, et au bout de 18 jours, le malade ne présentait plus aucun signe de son affection cutanée. Nous lui donnons alors son congé d'autant plus volontiers que le malade ne peut plus prendre l'eau pour laquelle il éprouve une répulsion invincible. C'est ce que nous avons appelé plus haut, l'état de saturation, signe certain que le malade doit quitter les eaux.

Tel est le tableau, esquissé à grands traits, des deux principales affections de la peau que nous observons le plus souvent à Uriage. Ce travail succinct ne présente une utilité pratique que par les quelques observations que nous y avons consignées. C'est un simple aperçu que nous soumettons à la judicieuse appréciation de nos confrères du monde médical; tout en réclamant d'eux un peu de leur bienveillance et de leur indulgence. Nous espérons pouvoir continuer nos observations critiques et nos études sur les eaux d'Uriage, et nous serons heureux d'avoir pu contribuer, pour notre part, à leur divulgation et à leurs succès.